Sadik Altindal

Auswirkungen des Gesundheitsfonds auf die Finanzplanung der Krankenversicherungen

GRIN Verlag

Impressum:

Copyright © 2008 GRIN Verlag GmbH
Druck und Bindung: Books on Demand GmbH, Norderstedt Germany
ISBN: 978-3-640-23815-6

Dieses Buch bei GRIN:

http://www.grin.com/de/e-book/114720/auswirkungen-des-gesundheitsfonds-auf-
die-finanzplanung-der-krankenversicherungen

Auswirkungen des Gesundheitsfonds auf die Finanzplanung der Krankenversicherung

II Inhaltsverzeichnis

III Abkürzungsverzeichnis

Abs.	Absatz
AOK	Allgemeine Ortskrankenkasse
AOK-BV	AOK – Bundesverband
bpb	Bundeszentrale für politische Bildung
Bsp.	Beispiel
BVA	Bundesversicherungsamt
bzw.	beziehungsweise
d.h.	das heißt
DMP	Disease – Management - Programme
f	folgende
ff	fort folgende
GKV	Gesetzliche Krankenversicherung
GKV-WSG	Gesetzliche Krankenversicherung Wettbewerbsstärkungsgesetz
GSG	Gesundheitsstrukturgesetz
i.V.m.	in Verbindung mit
KVdR	Krankenversicherung der Rentner
mgl.	Möglicher
Nr.	Nummer
o.g.	oben genannt
RSA	Risiko Struktur Ausgleich
S.	Seite
SGB	Sozialgesetzbuch
SVRV	Sozialversicherungs-Rechnungsverordnung
SVHV	Verordnung über das Haushaltswesen in der Sozialversicherung
u.a.	unter anderem
usw.	und so weiter
v.a.	vor allem
vgl.	vergleiche
z.B.	zum Beispiel

1 Einleitung

Dieses Referat beschäftigt sich mit folgendem Thema:

„ Die Auswirkungen des Gesundheitsfonds auf die Finanzplanung der Krankenversicherung".

„Die Versicherungsträger stellen für jedes Kalenderjahr (Haushaltsjahr) einen Haushaltsplan auf, der alle im Haushaltsjahr voraussichtlich zu leistenden Ausgaben und voraussichtlich benötigten Verpflichtungsermächtigungen sowie alle im Haushaltsjahr zu erwartenden Einnahmen enthält." (siehe § 67 Abs. 1 SGB IV).

Diese Aufgabe wird von den Krankenkassen selbstständig und weitgehend autonom durchgeführt, da sie rechtsfähige Körperschaften des öffentlichen Rechts mit Selbstverwaltung sind (vgl. § 29 SGB IV). Die Kosten in der gesetzlichen Krankenversicherung (in Folge GKV genannt) sind jedoch in den letzten Jahren stark angestiegen. Dies zeigt die folgende Grafik:[1]

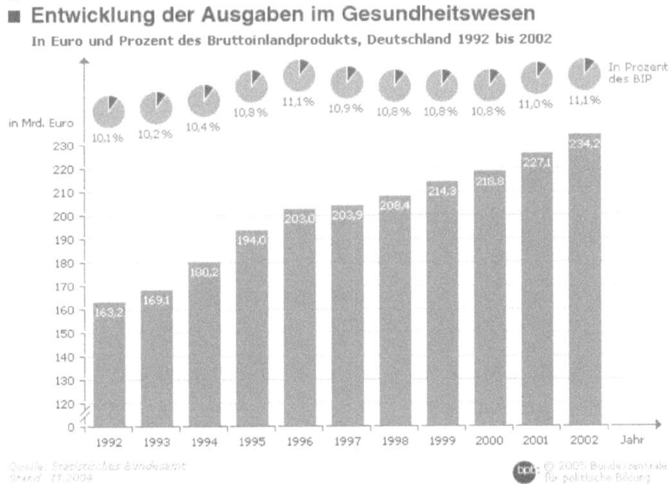

Abb. 1: Entwicklung der Ausgaben im Gesundheitswesen; Quelle: bpb

---

[1] vgl. http://www.bpb.de/wissen/6G93DG,0,0,Gesundheitsausgaben.html; Internet

Seit über 30 Jahren ist die Politik daher bemüht, die Kosten zu senken und die GKV finanzierbar zu halten.[2] In diesem Rahmen wurden verschiedene Reformen und Gesetze verabschiedet, wie z.B. das Gesundheitsstrukturgesetz (GSG) aus dem Jahre 1993 und auch die voraussichtliche Einführung des Gesundheitsfonds ab dem 01.01.2009.[3]

Durch diese Gesetzesänderungen soll erreicht werden, dass die Belastungen für Arbeitgeber und Arbeitnehmer reduziert werden. Jedoch finden bei solchen Änderungen auch Eingriffe in die Handlungsspielräume und die Planungen der Krankenkassen statt.[4] Als Beispiel kann die Berechnung für den Risikostrukturausgleich (RSA) aufgeführt werden. Diese Berechnungen müssen seit der Einführung des RSA ab dem 01.01.1994 bei der Aufstellung des Haushaltsplanes mitberücksichtigt werden.[5] Die voraussichtliche Einführung des Gesundheitsfonds wird ebenfalls verändernde Eingriffe in die Finanzplanung der Krankenkassen haben.

Dieses Referat hat das Ziel, die möglichen Veränderungen auf die Finanzplanung der Krankenkassen durch die Einführung des Gesundheitsfonds, darzulegen.

Die Arbeit besteht aus vier Kapiteln.

Das erste Kapitel beinhaltet die Einleitung.

Im zweiten Kapitel wird die aktuelle Finanzplanung der Krankenversicherung dargestellt. Dabei wird auf die Funktion und Bedeutung des Haushaltsplanes, die Haushaltsgrundsätze, das Zustandekommen des Haushaltsplanes und die Berücksichtigung des derzeitigen Risikostrukturausgleiches im Haushaltsplan aufgezeigt.

Im dritten Kapitel wird dann kurz der Gesundheitsfonds vorgestellt, und dessen Auswirkung auf die Finanzplanung und den Haushaltsplan der Krankenkasse.

Im vierten Kapitel folgt dann das Fazit, wo die Ergebnisse zusammengefasst sind.

---

[2] vgl. http://www.aok-bv.de/politik/reformwerkstatt/reformgeschichte/index.html; Internet; Internet
[3] vgl. ebd
[4] vgl. Moeck/ Magnus (1995); Seite 59 ff.
[5] vgl. Moeck (1995); Seite 82 ff.

2 Die Finanzplanung in der heutigen GKV

2.2 Grundsätzliche Funktion und Bedeutung des Haushaltsplanes für die Krankenversicherung

„Der Haushaltsplan dient der Feststellung der Mittel, die zur Erfüllung der Aufgaben des Versicherungsträgers im Haushaltsjahr voraussichtlich erforderlich sind. Er ist die Grundlage für die Haushalts- und Wirtschaftsführung und stellt sicher, dass insbesondere die gesetzlich vorgeschriebenen Ausgaben rechtzeitig geleistet werden können." (vgl. § 68 Abs. 1 SGB IV)

Hieraus ist erkennbar, dass das Haushaltsrecht eine Ordnungsfunktion einnimmt, da er die Gesamtheit der Vorschriften über die Planung, Verwendung, Abrechnung und Kontrolle der öffentlichen Mittel umfasst. Es gibt drei Arten von Ordnungsfunktionen, die hier aufgeführt werden können:

1. finanzwirtschaftliche Ordnungsfunktion (Ordnungsmäßigkeit und Solidität der Haushaltswirtschaft)
2. organisatorische Ordnungsfunktion (Regelung der an der Haushaltswirtschaft beteiligten Organe)
3. politische Ordnungsfunktion (Außenwirkung interner Planungen und Programme)

Für die Krankenkassen hat das insbesondere folgende Bedeutung:

a. die Krankenkassen bekommen die Möglichkeit, Ausgaben zu tätigen
b. es wird ein Dispositionsraum für Versicherungsträger geschaffen
c. durch den Haushaltsplan werden Ansprüche oder Verbindlichkeiten weder begründet noch aufgehoben (vgl. § 68 Abs. 2 SGB IV), d.h. schuldrechtliche Aspekte bleiben vom Haushaltsrecht unberührt.

2.3 Haushaltsgrundsätze

In den vorherigen Kapiteln wurde dargelegt, dass die Versicherungsträger einen Haushaltsplan aufzustellen haben. Außerdem wurden die

Funktion und die Bedeutung des Haushaltsplanes aufgezeigt. Bei der Erstellung des Haushaltsplanes sind folgende Grundsätze zu beachten:

1. Grundsatz der Öffentlichkeit (vgl. § 63 Abs. 3 Satz 2 SGB IV; § 197 Abs. 1. Nr. 2 SGB V i.V.m. § 33 Abs. 3 SGB IV)
2. Grundsatz der Jährlichkeit_ (vgl. § 67 SGB IV; § 2 SVHV)
3. Grundsatz der Vorherigkeit (vgl. § 70 Abs. 5 Satz 1 SGB IV)
4. Grundsatz der Einheit und der Vollständigkeit (vgl. § 67 Abs. 1 SGB V; § 5 SVHV)
5. Grundsatz des Bruttoprinzips (vgl. § 10 Abs. 3 SVRV; §§ 5 und 13 SVHV)
6. Grundsatz des Haushaltsausgleiches (vgl. § 69SGB IV)
7. Grundsatz der Gesamtdeckung (vgl. § 3 SVHV)
8. Grundsatz der zeitlichen und sachlichen Bindung (vgl. § 18 SVHV)
9. Grundsatz der Wirtschaftlichkeit und Sparsamkeit (vgl. § 69 Abs. 2-4 SGB IV)
10. Grundsätze der Haushaltswahrheit und Klarheit: Die Haushaltsansätze müssen mit größtmöglicher Genauigkeit ermittelt werden, bewusste Über- oder Minderveranschlagungen mit dem Ziel des Haushaltsausgleichs sind nicht gestattet (Haushaltswahrheit). Die Krankenkassen sind verpflichtet, sich an die amtlichen Vordrucke, diesbezügliche Ausfüllanleitungen und ggf. weiteren Vorgaben zu halten und die Haushaltsansätze nachvollziehbar zu begründen (Haushaltsklarheit).

2.4 Die Entstehung eines Haushaltsplanes

2.4.1 Der Prozess

Zunächst einmal stellt der Haushaltsbeauftragte die Unterlagen (z.B. Anforderungen für Haushaltsmittel der verschiedenen Organisationsbereiche) für den Entwurf des Haushaltsplanes zusammen. (vgl. § 33 Abs. 2 SVHV) Der Haushaltsplanentwurf dient als Grundlage für den Haushaltsplan, der durch den Vorstand aufgestellt wird. (vgl. § 70 Abs. 1

Satz 1 SGB V) Die Träger der Sozialversicherungen (hier: die Krankenkassen) haben den vom Vorstand aufgestellten Haushaltsplan spätestens am 01. November vor Beginn des Kalenderjahres, für das er gelten
soll, der Aufsichtsbehörde vorzulegen, soweit dieses es verlangt. (vgl. §
70 Abs. 5 Satz 1 SGB V) Eventuelle Beanstandungen des Haushaltsplanes durch den Aufsichtsrat sind zu bewerten bzw. zu korrigieren. Im
Anschluss findet eine Feststellung des Haushaltsplanes durch den
Verwaltungsrat mit der Möglichkeit, den vom Vorstand aufgestellten
Haushaltsplan zu ändern. (vgl. § 70 Abs. 1 Satz 2 SGB V; § 197 SGB
V) Sobald der Haushaltsplan nicht vor Beginn des Haushaltsjahres, für
das er gelten soll, fertiggestellt wird, so ist der Vorstand berechtigt, die
Leistung von unvermeidbaren Ausgaben zuzulassen (vgl. § 72 Abs. 1
SGB V).

2.4.2 Schwierigkeiten und Herausforderungen bei der Erstellung eines Haushaltsplanes

Wie o.g. bereits dargestellt wurde, ist der Haushaltsplan einer Krankenkasse bis spätestens zum 01. November vor Beginn des Kalenderjahres, für das er gelten soll, zu erstellen. Es findet also eine prospektive
Erstellung statt. Zukünftige Entwicklungen müssen erkannt werden und
Entscheidungen werden gefällt, die Auswirkungen auf die Zukunft haben. Hierbei kommen folgende Schwierigkeiten auf die Ersteller zu:[6]

1. zukünftige finanzielle Entwicklungen müssen vorweggenommen
   werden

2. das Rechnungsergebnis des laufenden Jahres ist noch unbe-
   kannt

3. vertragliche und gesamtwirtschaftliche Bedingungen sind noch
   nicht bzw. noch nicht abschließend bekannt

4. Rechtsänderungen zu Jahreswechsel sind noch nicht bekannt

---

[6] Vgl. Fischer/ Steffens; Das Haushaltsrecht der Krankenkassen – Text und Kommentar, Sankt Augustin, 1998

5. Haushaltsansätze sollen zukünftige Vertragsverhandlungen nicht präjudizieren

Das bedeutet, dass eine Planung unter Unsicherheit stattfindet.

Bei der Betrachtung der Schwierigkeiten kann eine Unterteilung in einnahmewirksame (z.B. konjunkturelle Entwicklung, Tarifverhandlung usw.) und ausgabenwirksame (z.B. Mitgliederstruktur, Moral-Hazard usw.) Determinanten erfolgen.[7]

Weitere Determinanten von Einnahmen und Ausgaben sind:

- Bildung oder Abbau der Betriebsmittel (§ 260 SGB V)
- Bildung oder Abbau der Rücklage (§ 261 SGB V)
- Mittel zur Anschaffung und zur Erneuerung des Verwaltungsvermögens (§ 263 Abs. 1 Nr. 2 SGB V)
- Bildung von Pensionsrückstellungen (§ 263 Abs. 1 Nr. 2 SGB V)
- Kauf von Verwaltungsvermögen

2.4.3 Das Planungsverfahren des Haushaltsplanes

Der Haushaltsbeauftragte ist verantwortlich für das Zusammentragen und Zusammenfassen der Mittelanforderungen der verschiedenen Organisationseinheiten. Die Haushaltsplanung wird somit u.U. in zeitlichen (z.B. für das Haushaltsjahr betreffend) und sachlichen (z.B. für die jeweilige Organisationseinheit) Kriterien unterteilt. Im Anschluss werden diese Teilpläne zu einem Haushaltsentwurf nach amtlichem Muster zusammengefasst.[8] Bei diesem Planungsverfahren kommen drei Systeme in Betracht:

a.) Top-Down-Planung (retrogrades Planungsverfahren)

In diesem Fall findet eine Planung von oben nach unten statt. Der Unternehmensvorstand legt die generelle Unternehmenspolitik und die übergeordneten Rahmenpläne fest. Die nachfolgenden Managementebenen haben diese Vorgaben speziell für ihren Verantwortungsbereich stufenweise in detaillierte Teilpläne umzusetzen.[9]

---

[7] vgl. Otto (2008); Seite 36-37
[8] Ebd.
[9] vgl. Schierenbeck (2000); Seite 117

b.) Bottom-up-Verfahren (progressives Planungsverfahren)

Hier findet die Planung von unten nach oben statt. Die unterste Organisationseinheit stellt für ihren Bereich Detailpläne auf und reicht sie an die übergeordnete Instanz weiter. Diese fassen die Teilpläne zusammen, koordinieren sie und reichen sie ihrerseits nach oben weiter, bis die Pläne schließlich an der Unternehmensspitze zu einem Gesamtplan geformt werden.[10]

c.) kombinierte Anwendung (Gegenstromverfahren)

In diesem System werden zunächst vorläufige Oberziele festgesetzt, die von oben nach unten konkretisiert und detailliert werden. Nach dem Abschluss dieses Prozesses findet ein Prozess in umgekehrter Richtung statt, wo die vorläufigen Rahmenplandaten auf ihre Realisierbarkeit überprüft werden. Unter Umständen finden Anpassungen in die jeweilig notwendige Richtung statt. Im Vergleich zum top-down- bzw. bottom-up-Verfahren vermeidet das Gegenstromverfahren das logische Zirkelproblem. Denn ohne Kenntnis der übergeordneten Ziele/Pläne ist eine Entscheidung über untergeordnete Ziele nicht möglich. Andersherum ist es identisch. Daher ist das Gegenstromverfahren als das optimale Planungssystem anzusehen.[11]

2.5 Beitragssatzgestaltung

2.5.1 Mittelaufbringung in der GKV

Im Haushaltsplan werden wie o.g. die Einnahmen und Ausgaben aufgelistet. Zu den wichtigsten Einnahmen einer Krankenkasse gehören die Einnahmen, denn die Mittel der Krankenversicherung werden durch Beiträge und sonstige Einnahmen aufgebracht. Die Beiträge sind so zu bemessen, dass sie zusammen mit den sonstigen Einnahmen die im Haushaltsplan vorgesehenen Ausgaben und die vorgeschriebene Auffüllung der Rücklagen decken (vgl. § 220 Abs. 1 Satz 1 und 2 SGB V). *„Die Beiträge sind nach einem Beitragssatz zu erheben, der in Hundertsteln der beitragspflichtigen Einnahmen in der*

---

[10] vgl. Schierenbeck (2000); Seite 117
[11] vgl. Schierenbeck (2000); Seite 117/ 118

Satzung festgelegt wird" (siehe § 241 Satz 1 SGB V). Damit ist der Beitragssatz gemeint. In der Krankenversicherung gibt es im wesentlichen folgende Beitragssätze:

- allgemeiner Beitragssatz (vgl. § 241 SGB V)
- erhöhter Beitragssatz (vgl. § 242 SGB V)
- ermäßigter Beitragssatz (vgl. § 243 SGB V)

2.5.2 Kalkulatorische Determinanten bei der Beitragssatzgestaltung

Bei der Festsetzung des Beitragssatzes sind folgende Determinanten zu beachten:

1.) mitgliedsindividuelle Determinanten:

- beitragspflichtige Einnahmen (vgl. § 223 Abs. 2 i.V.m. § 241 SGB V)
- Grad der leistungsrechtlichen Absicherung (Ausgestaltung des Krankengeldanspruchs; vgl. §§ 241 – 243 SGB V)
- Wartezeit der Beitragssatzwirksamkeit (vgl. § 247 und § 248 SGB V)
- Ausgabenverursachungsfaktor (Vgl. § 220 SGB V):
  Leistungsinanspruchnahmeverhalten
  Morbidität

2.) betriebsindividuelle Determinanten

- Aspekte des Reinvermögens (Betriebsmittel-Rücklagenvorhaltung) (vgl. § 220 SGB V i.V.m. §§ 259 ff. SGB V)
- Verwaltungskörper (vgl. § 220 SGB V i.V.m. § 260 Abs. 1 Nr. 1 SGB V)
- Standortfrage
- Fragen der Vermögensbewirtschaftung (Vgl. § 220 SGB V i.V.m. § 260 Abs. 1 Nr. 2 SGB V)

3.) systemimmanente Determinanten:

- Gemeinwohlorientierter Leistungskatalog der Krankenversicherung (Vgl. § 220 SGB V / Drittes Kapitel des fünften Buches Sozialgesetzbuch)

- Risikoausgleich im Kollektiv (vgl. §§ 267 SGB V ff.)[12]

Die systemimmanenten Determinanten haben v.a. mit der Einführung des RSA 1994 an Bedeutung gewonnen. Die Veränderungen und Auswirkungen des RSA wird im folgenden Kapitel dargestellt.

2.6 Die Berücksichtigung des Risikostrukturausgleiches im Haushaltsplan

„Die Träger der Sozialversicherung (Versicherungsträger) sind rechtsfähige Körperschaften des öffentlichen Rechts mit Selbstverwaltung. Die Versicherungsträger erfüllen im Rahmen des Gesetzes und des sonstigen für sie maßgebenden Rechts ihre Aufgaben in eigener Verantwortung." (siehe § 29 Abs. 1 und 3 SGB IV)

Hieraus ist erkennbar, dass Krankenkassen ihre Finanzplanung selbstständig gestalten können. Jedoch geht die tatsächliche Verwaltungsfreiheit nicht aus diesem Paragraphen hervor, sondern aus den Vorschriften des SGB IV und SGB V. Jede Krankenkasse weist sein eigenes Vermögen (vgl. §§ 80 ff. SGB IV; §§ 259 ff. SGB V)und einen Haushalt auf (§§ 67 SGB IV; §§ 220 SGB V) und setzt selbstständig den Beitragssatz fest (§ 21 SGB IV; § 220 SGB V). Auf Grund dieser finanziellen Selbstständigkeit der Krankenkasse folgte die Tatsache, dass nur zwischen den Versicherten einer Krankenkasse ein Risikoausgleich bzw. Solidarausgleich stattfand. Nicht alle gesetzlichen Krankenversicherungen stellten eine einheitliche Solidargemeinschaft dar, sondern die einzelnen Krankenkassen waren selbstständige Solidargemeinschaften, die nur untereinander ihre Risiken auszugleichen hatten.[13] Auch schon vor der Einführung des RSA gab es Ausgleichsverfahren zwischen den Krankenkassen, wie z.B. der KVdR-Ausgleich oder den obligatorischen, kassenarteninternen Finanzausgleich.[14] Jedoch waren die Ausmaße dieser Ausgleiche nicht in der Höhe, die uns

---

[12] vgl. Farny (2000); Seite 36
[13] Vgl. Weber (1995); Seite 30
[14] Vgl. Weber (1995); Seite 31 ff.

heute durch den RSA bekannt sind, so dass die Krankenkassen weitgehend autonom planen und wirtschaften konnten.

Die unterschiedlichen Risikoverteilungen führten jedoch zu erheblichen Unterschieden im Beitragssatz der Krankenkassen von bis zu 7,5% bei gleichem Leistungsangebot. Dies wird anhand folgender Abbildung verdeutlicht:[15]

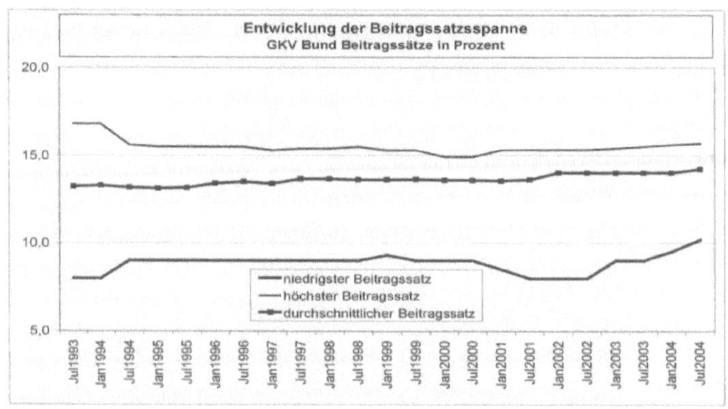

Abb.2: Entwicklung der Beitragssatzsspanne; Quelle:
http://www.vdak.de/presse/Broschueren/broschuere_rsa/rsa-broschuere-2005-2006.pdf

Dies änderte sich mit dem 01.01.1994 mit der Einführung des RSA in Folge des Gesundheitsstrukturgesetzes (GSG). Nun fand ein bundesweiter, kassenartenübergreifender Risikostrukturausgleich statt.[16]

In Deutschland gibt es ca. 280 gesetzlichen Krankenkassen. Diese haben ganz unterschiedliche Versichertenstrukturen. Dadurch entstehen natürlich auch unterschiedliche Einnahamen und Ausgabestrukturen.

Der RSA berücksichtigt solche Faktoren.[17]

Folgende Risikofaktoren werden berücksichtigt:

- das Morbiditätsrisiko
- das Finanzierungsrisiko

---

[15] Vgl. VdAK / AEV; Risikostrukturausgleich – Zahlen, Fakten, Hintergründe 2003/2004; (2005); S.48
[16] Vgl. Weber (1995); Seite 184 ff.
[17] Vgl. http://www.aok-bv.de/politik/agenda/rsa/index_03180.html, Internet

- seit 2003 sind Ausgaben für chronisch Kranke, die in strukturier-
  te Behandlungsprogramme eingeschrieben sind, gesondert im
  RSA zu berücksichtigen
- nicht berücksichtigungsfähig für die RSA-Berechnung: die Verwaltungskosten sowie Ermessens- und Erprobungsleistungen
  der Krankenkassen[18]
- der Ausgleich durch den Risikopool seit dem 01.01.2002 [19]

Die Einführung des RSA hatte zur Folge, dass die Krankenkassen nun
nicht nur die in Kapitel 2.4.2 aufgelisteten einnahme-, ausgabeorientierten sowie sonstigen Determinanten zu berücksichtigen hatten, sondern
auch die Zahlungsanforderungen bzw. Zahlungsverpflichtungen im Bezug auf den RSA. Für die Ermittlung der RSA-relevanten Beträge waren
folgende Kernelemente zu ermitteln:

- der Beitragsbedarf
- die Finanzkraft

„ Der Beitragsbedarf wird ermittelt aus den Kassenindividuellen Versi-
cherungszeiten (taggenau) multipliziert mit den GKV einheitlichen standardisierten Leistungsausgaben (Normkosten)." (siehe § 10 RSAV)
Die Finanzkraft ist der Eigenanteil der Krankenkasse mit dem Sie ihren
Beitragsbedarf finanzieren müssen. Über den Beitragsbedarf hinausge-
hende Beitragseinnahmen muss die Krankenkasse in den RSA einzahlen. Die Transferleistung ist die Differenz aus dem **Beitragsbedarf** der
Krankenkasse abzüglich ihrer **Finanzkraft**. Wenn der Beitragsbedarf
einer Kasse ihre Finanzkraft übersteigt, erhält die Kasse die Differenz
aus dem RSA; ist die Finanzkraft größer als der Beitragsbedarf, muss
sie die Differenz in den RSA einzahlen.[20]
Durch diese Regelungen konnten die Krankenkassen nicht mehr, wie
bis zur Einführung des RSA, mit ihren Einnahmen ihre Ausgaben decken. Die Gesamtheit GKV-Versicherten wurde nun als Solidargemein-

---

[18] Vgl. „Begründung zum Entwurf eines Gesetzes zur Reform des Risikostrukturausgleichs in der gesetzlichen Krankenversicherung", Bundesversicherungsamt, 2006,
S.1
[19] Vgl. Rensch (2004); Seite 167
[20] vgl. Schneider (1994); S. 129/130

schaft angesehen, und nicht nur die Versicherten einzelner Krankenkassen als selbstständige Kollektive. Dies galt nun auch bei der Erstellung des Haushaltsplanes zu beachten, und zwar durch die Berechnung
der Beiträge für den RSA. Es fand keine Änderungen im Prozess, bei
der Planung, Erstellung und den Grundsätzen des Haushaltsplanes,
sowie bei der Gestaltung des Beitragssatzes (vgl. Punkt 2.2 – 2.4) statt.
Diese Aufgaben wurden weiter wie dahin durch die Krankenkassen
ausgeübt. Die Versicherungsträger hatten jedoch die Situation der gesamten GKV bei der Erstellung des eigenen Haushaltsplanes zu berücksichtigen. Es fand ein Wandel bei der Erstellung des Haushaltsplanes statt: nicht nur die individuelle Ebene (einzelne Krankenkasse und
die jeweiligen Mitglieder) wurden betrachtet und in die Planung mitein-
bezogen, sondern es fand eine Betrachtung auf kollektiver Ebene (das
gesamte GKV-System) statt.

Aber auch dieses System hat die gewünschten Wirkungen von Kosten-
dämpfungen, Wettbewerbsstärkungen und die faire Verteilung der Belastungen innerhalb der Solidargemeinschaft in dem Maße erfüllt, wie
es vorgesehen war. Aus diesem Grund hat der Gesetzgeber beschlos-
sen, ab dem 01.01.2009 den Gesundheitsfonds einzuführen.[21]
Die wichtigen Neuerungen und die möglichen Auswirkungen auf die
Erstellung des Haushaltsplanes werden in den folgenden Kapiteln aufgezeigt.

3 Der Gesundheitsfonds

3.1 Die Veränderungen des RSA ab dem Jahr 2009

Die Gesundheitsreform 2007, das GKV-Wettbewerbsstärkungsgesetz
(GKV-WSG), die im Wesentlichen am 1. April 2007 in Kraft getreten ist,
bereitet den Weg zur neuen Gesundheitsversicherung. Sie beinhaltet
u.a. die Finanzierungsordnung der GKV.[22] Ab dem 01.01.2009 sind im

---

[21] vgl.
http://www.bmg.bund.de/cln_110/nn_1210508/SharedDocs/Standardartikel/DE/AZ/G/
Glossarbegriff-Gesundheitsfonds.html; Internet
[22] Ebd.

RSA als Risikomerkmal die Morbididätsgruppen, eines vom BVA fest-gelegten Klassifikationsmodell, zu Grunde zu Grunde zu legen. Diese Morbiditätsgruppen werden zusätzlich zu bisherigen Ausgleichsparame-tern im RSA berücksichtigt. Das an die GKV angepasste Versicherten-klassifikationsmodell soll auf 50-80 kostenintensive oder schwerwie-gende Krankheiten beschränkt werden.[23] Die Berechnungen für die Di-sease-Management-Programme (DMP) und dem Risikopool fallen weg.[24] Außerdem findet ein Wandel vom „internen" zum „externen" RSA statt. Die Modelle sind im folgenden Schaubild dargestellt:[25]

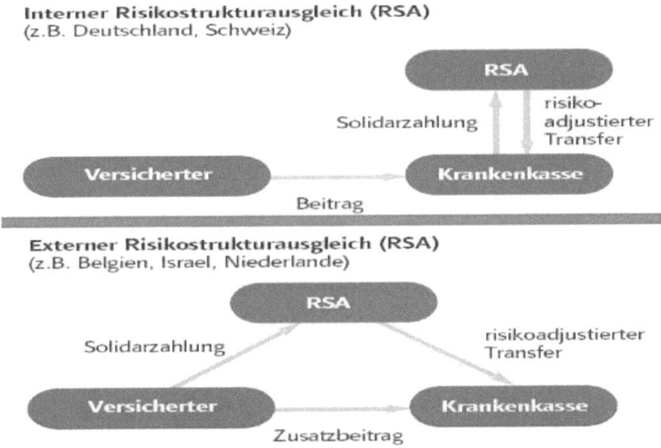

Abb. 3: Gegenüberstellung Interner- und Externer RSA, Quelle: AOK-Bundesverband

Hier ist dargestellt, dass der Versicherte seine Beiträge nicht mehr wie bisher an die Krankenkasse zahlt, sondern direkt in den Gesundheits-fonds, von wo aus die Krankenkassen risikoadjustierte Transferzahlun-gen erhalten. Ein Finanzkraftausgleich zwischen den Krankenkassen ist nicht mehr erforderlich, da durch die Einführung des Gesundheitsfonds

---

[23] Vgl.
http://www.bundesversicherungsamt.de/cln_100/nn_1046668/DE/Risikostrukturausgle
ich/Wie__funktioniert__Morbi__RSA,templateId=raw,property=publicationFile.pdf/Wie
_funktioniert_Morbi_RSA.pdf; Internet
[24] Vgl. Göpffarth, Dirk; Der RSA auf dem Weg zur direkten Morbiditätsorientierung;
(2007); Seite 25
[25] vgl. http://www.aok-
bv.de/imperia/md/content/aokbundesverband/dokumente/pdf/service/rsa_gug.pdf;
Internet

die Beiträge nicht mehr für die jeweilige Krankenkasse bestimmt sind, sondern direkt für den Gesundheitsfonds vorgesehen sind.[26]

Der Gesundheitsfonds wird gebildet aus den Beiträgen der Arbeitgeber und anderen beitragszahlenden Stellen, Beiträge der Mitglieder der Krankenkassen, Zuschüsse aus allgemeinen Steuermitteln.[27]

Die Bundesregierung setzt die Beitragssätze bis zum 01.November des Vorjahres mit Wirkung zum 01.01. fest.[28] Dieser Beitrag soll so festgesetzt werden, dass die Summe aller Einnahmen des Fonds mindestens 95% der voraussichtlichen Ausgaben des Fonds decken.[29] Jedoch soll die Höhe des Beitragssatzes sicherstellen, dass in der Startphase die Ausgaben der Krankenkassen unter Berücksichtigung der Bundesmittel zu 100% gedeckt sind und der Aufbau einer Liquiditätsreserve.[30]

Reichen die Mittel nicht aus, um im laufenden und im Folgejahr nicht mindestens eine Deckung von 95% zu erreichen, ist der Beitrag zu erhöhen. Eine Beitragssatzermäßigung ist vorgesehen, wenn der Deckungsgrad von 100 Prozent überschritten und eine Beitragssatzsenkung um 0,2 Beitragssatzpunkte nicht zu einer Deckungsquote unter 95 Prozent führt.[31]

Ab dem 01.01.2009 gibt es nur noch den allgemeinen Beitragssatz für Mitglieder, die bei Arbeitsunfähigkeit Anspruch auf Fortzahlung ihres Arbeitsentgelte für mindestens 6 Wochen, sowie den ermäßigten Beitragssatz für Mitglieder ohne Anspruch auf Krankengeld.[32]

Die Zuweisungen aus dem Gesundheitsfonds dienen zur Deckung der gesamten Ausgaben der Krankenkasse. Damit sind die standardisierten Leistungsausgaben, die Aufwendungen für Satzungsleistungen, sonstige Ausgaben und die standardisierten Verwaltungsausgaben zu decken. Zur Deckung dieser Ausgaben erhalten die Krankenkassen als Zuweisung aus dem Gesundheitsfonds standardisiert eine Grundpauschale, alters-, geschlechts- und risikoadjustierte Zu- und Abschläge

---

[26] vgl. Wasem, J.; Die Weiterentwicklung des RSA ab dem Jahre 2009; (2007); Seite
[27] vgl. § 271 SGB V in der Fassung des GKV-WSG
[28] vgl. § 241 Abs. 2 SGB V in der Fassung des GKV-WSG
[29] vgl. § 220 SGB V in der Fassung des GKV-WSG
[30] vgl. § 241 Abs. 1 in der Fassung des GKV-WSG
[31] vgl. § 220 SGB V in der Fassung des GKV-WSG
[32] vgl. §§ 241 und 243 SGB V in der Fassung des GKV-WSG

zum Ausgleich unterschiedlicher Risikostrukturen und Zuweisungen für sonstige Ausgaben.[33]

Reichen diese Mittel der einzelnen Krankenkasse nicht aus, muss sie einen Zusatzbeitrag bei ihren Mitgliedern erheben. Der Zusatzbeitrag ist auf 1 % des monatlichen beitragspflichtigen Einkommens des Mitglieds begrenzt. Wenn der monatliche Beitrag 8 Euro nicht übersteigt, wird dieser ohne Prüfung der Höhe der beitragspflichtigen Einnahmen des Mitglieds erhoben. Eine Krankenkasse kann in ihrer Satzung eine Prämienauszahlung vorsehen, wenn die Zuweisungen aus dem Fonds den Finanzbedarf übersteigen.[34]

Die Funktion des Gesundheitsfonds kann anhand folgenden Schaubildes visuell dargestellt werden:[35]

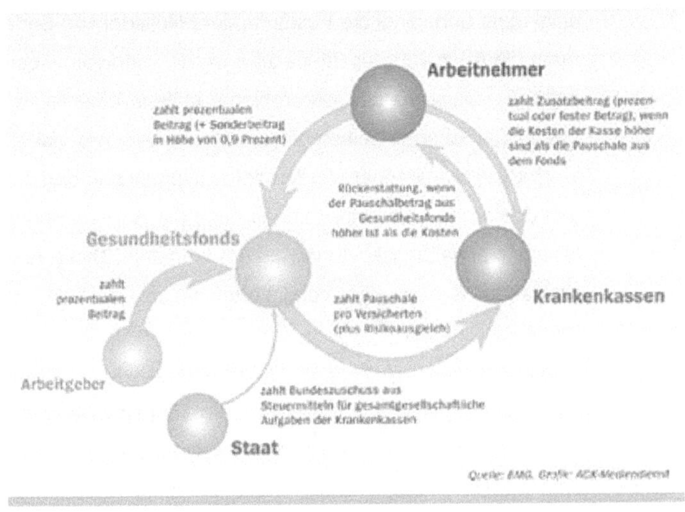

Abb. 4.: Die Funktionsweise des Gesundheitsfonds; Quelle: AOK – Bundesverband

3.2 Die Auswirkungen des Gesundheitsfonds auf die Haushaltsplanung einer Krankenkasse

Durch den Gesundheitsfonds kommen wichtige Veränderungen auf die Krankenkassen bezüglich der Organisation und der Finanzierung zu.

---

[33] vgl. § 266 SGB V in der Fassung des GKV-WSG
[34] vgl. § 242 in der Fassung des GKV-WSG
[35] Vgl. http://www.aok-bv.de/lexikon/g/index_11498.html; Internet

Einer der zentralen Punkte ist die Zuweisung der Mittel für die Leistungs-, Satzungsleistungs- und die Verwaltungsausgaben durch den Gesundheitsfonds. Die Krankenkassen beziehen ihre Haupteinnahme nicht mehr durch die Beiträge, sondern sie erhalten ihre Mittel aus dem Gesundheitsfonds. Dadurch fällt auch die Berechnung zur Beitragssatzgestaltung durch die Krankenkassen weg. Der Staat legt nun den einheitlichen Beitragssatz fest und von da aus erfolgen dann risikoadjustierte Transferzahlungen an die Krankenkassen, unabhängig von der Höhe der beitragspflichtigen Einnahmen der Mitglieder. Die Krankenkassen haben bei der Erstellung des Haushaltsplanes lediglich die Zahlungen aus dem Gesundheitsfonds zu kalkulieren, und dazu sind Kenntnisse über die Versichertenstruktur und die Morbidität notwendig und nicht mehr unbedingt die Einkünfte der Mitglieder von Bedeutung.[36]

Auch die Ausgaben für Verwaltung werden nun vom Gesundheitsfonds getragen. Diese Kosten waren bisher stets in Eigenregie der Krankenkasse. Sie konnten selbstständig entscheiden, wie viel für die Verwaltungskosten verwendet werden sollte. Nun sind in den Transferzahlungen durch den Gesundheitsfonds auch die Aufwendungen für standardisierte Verwaltungskostenausgaben enthalten. Diese Ausgaben sollen sich an 30% nach den Versichertenzahlen und 70% nach dem Beitragsbedarf richten.[37]

Außerdem findet ein Wegfall des erhöhten Beitragssatzes statt. Es gibt nur noch den allgemeinen und den ermäßigten Beitragssatz. Diese Regelung hat zwar keine Auswirkung auf die Einkünfte der Krankenkassen, da die Beiträge an den Gesundheitsfonds abgeführt werden, jedoch hat dies zur Folge, dass Einnahmen des Gesundheitsfonds dadurch geringer ausfallen.

Ausgleichszahlungen für die DMP sowie aus dem Risikopool fallen ebenfalls weg und sind bei der Erstellung des Haushaltsplanes nicht mehr weiter zu berücksichtigen.

---

[36] vgl.
http://www.bmg.bund.de/cln_110/nn_1210508/SharedDocs/Standardartikel/DE/AZ/G/
Glossar-Gesundheitsfonds/Flyertext-Spitzenmedizin-fuer-alle-mehr-Service-
f_C3_BCr-Sie.html?__nnn=true; Internet
[37] vgl. Jacobs K./ Reschke P./ Cassel D./ Wasem J. ; Zur Wirkung des RSA in der GKV ; Baden-Baden; 2002

Die Höhe der Einkünfte der Mitglieder ist aber nicht ganz unwichtig für die Finanzplanung der Krankenkasse, denn sie haben die Befugnis, einen Zusatzbeitrag zu erheben, wenn die Zuweisungen aus dem Fonds nicht reichen, um die Ausgaben zu decken. Dies wird v.a. der Fall sein, wenn der Gesundheitsfonds nicht mehr 100 % der GKV-Ausgaben deckt, sondern der allgemeine Beitragssatz so lange nicht angehoben wird, bis eine Finanzierungsquote von 95 % erreicht ist.[38]

Diesen Aspekt gilt es dann bei der Berechnung und Aufstellung des Haushaltsplanes zu beachten. Zukünftige Preisentwicklungen auf dem Gesundheitsmarkt, sowie die politischen Entscheidungen in Bezug auf die Erhöhung des Beitragssatzes und somit den Zuweisungen aus dem Fonds sind bei der Berechnung des Zusatzbeitrages sowie bei der Erstellung des Haushaltsplanes von Bedeutung.

Bei der Feststellung des Zusatzbeitrages sind zwei Faktoren von Bedeutung:

      1.) die Relation von Mitgliedern zu Versicherten

      2.) die Höhe der beitragspflichtigen Einnahmen je Mitglied

Diese Werte sind zu ermitteln und in die Kalkulation miteinzubeziehen.

Abschließend ist festzustellen, dass die Krankenkassen durch die Festsetzung des einheitlichen Beitragssatzes ihre Finanzautonomie weitgehend verlieren.

Der materielle Ausgleich ist erfüllt, wenn die wirtschaftliche Leistungsfähigkeit der Krankenkasse zur Erfüllung ihrer Verpflichtungen nicht gefährdet ist (vgl. § 70 Abs. 5 Satz 2 SGB IV). Die Leistungsfähigkeit der Krankenkasse ist nicht gefährdet, wenn sie die gesetzlich vorgeschriebenen und zugelassenen Ausgaben des Versicherungsträgers decken. Das soll durch die angemessene Erhebung der Beiträge und durch ausreichende Ausstattung von Rücklagen und Betriebsmittel gewährleistet werden (vgl. § 21 SGB IV). Die angemessene Erhebung der Beiträge wird nun durch den Staat ausgeübt. Der Spielraum der Krankenkassen beschränkt sich allein auf die Erhebung des Zusatzbeitrages. Die Krankenkassen können ihre Beiträge nicht mehr selbst erhe-

---

[38] Vgl. Wasem, J.; Die Weiterentwicklung des RSA ab dem Jahre 2009;(2007); Seite 17/18

ben und müssen mit den Mitteln haushalten, die ihnen der Gesundheitsfonds zur Verfügung stellt. Dennoch haben sie die Aufgabe für jedes Kalenderjahr ein Haushaltsplan aufzustellen, der alle im Haushaltsjahr voraussichtlich zu leistenden Ausgaben und voraussichtlich benötigten Verpflichtungsermächtigungen sowie alle im Haushaltsjahr zu erwartenden Einnahmen enthält (vgl. § 67 Abs. 1 SGB IV). Der Haushaltsplan hat eine Funktion, einen festgelegten Prozess, Schwierigkeiten, die zu beachten sind, ein Planungsverfahren und Grundsätze, die so beibehalten werden und weiterhin berücksichtigt werden. Der Unterschied zur bisherigen Erstellung des Haushaltsplanes liegt darin, dass die Krankenkassen nicht mehr bei der Gestaltung des allgemeinen Beitragssatzes entscheidend sind und die Beiträge direkt in den Gesundheitsfonds fließen. Von dort aus erhalten die Krankenkassen ihre Mittel und nicht mehr wie bisher direkt durch die Beiträge der Mitglieder.

4 Fazit

Krankenkassen haben jedes Jahr deinen Haushaltsplan aufzustellen, der alle im Haushaltsjahr voraussichtlichen Ausgaben und Einnahmen enthält. Das Haushaltsrecht nimmt eine Ordnungsfunktion ein, da er die Gesamtheit der Vorschriften über die Planung, Verwendung, Abrechnung und Kontrolle der öffentlichen Mittel umfasst. Bei der Erstellung des Haushaltsplanes sind bestimmte Grundsätze (Grundsatz der Öffentlichkeit, Jährlichkeit usw.) zu beachten.

Die Erstellung des Haushaltsplanes läuft nach einem bestimmten Prozess ab und bei dieser Erstellung sind gewisse Schwierigkeiten zu berücksichtigen (zukünftige finanzielle und rechtliche Entwicklungen usw.).

Das Planungsverfahren des Haushaltsplanes kann auf 3 Weisen erfolgen:

    1.) top-down-Verfahren

    2.) bottom-up-Verfahren

    3.) Gegenstromverfahren

Bei der Erstellung des Haushaltsplanes sind Einnahmen und Ausgaben gegenüberzustellen. Krankenkassen erhalten ihre Einnahmen durch Beitragserhebung. Dabei gibt es im Wesentlichen den allgemeinen, erhöhten und ermäßigten Beitragssatz.

Bei der Festsetzung des Beitragssatzes sind bestimmte Determinanten (mitglieds- und betriebsindividuelle sowie systemimmanente), zu beachten.

Die Träger der Sozialversicherung (Versicherungsträger) sind rechtsfähige Körperschaften des öffentlichen Rechts mit Selbstverwaltung. Die Versicherungsträger erfüllen im Rahmen des Gesetzes und des sonstigen für sie maßgebenden Rechts ihre Aufgaben in eigener Verantwortung, d.h. sie entscheiden selbst, wie sie ihren Beitragssatz gestalten und welche Leistungen sie über den gesetzlichen Rahmen hinaus (Satzungsleistungen) gewähren.

Durch die Einführung des RSA und des Gesundheitsfonds ergaben sich Veränderungen bei der Organisation und Planung der Krankenkassen. Zunächst fand ein Wandel bei der Betrachtung und Gestaltung von der Mikroebene zur Makroebene statt. Auf der Mikroebene werden die einzelnen Systemelemente betrachtet. Auf der Makroebene wird das System als Ganzes betrachtet.

Bis zur Einführung des RSA durch das GSG aus dem Jahre 1993 war jede einzelne Krankenkasse für sich selbst zuständig. Die Mitglieder der jeweiligen Krankenversicherungen bildeten eine Solidargemeinschaft für sich. Ein Risikoausgleich fand zum größten Teil innerhalb der einzelnen Krankenkasse statt. Unter diesen Umständen war es einfach für die Krankenkasse, einen Haushaltsplan aufzustellen. Die Ausgaben, die durch die gesetzlich vorgeschriebenen Leistungen, Satzungsleistungen und Verwaltungskosten entstanden, wurden durch die Beiträge der Versicherten ausgeglichen. Der jeweilige Beitragssatz orientierte sich somit an den Ausgaben der einzelnen Krankenkasse, da lediglich eine Betrachtung der individuellen Bedarfs- und Finanzsituation sattfand.

Mit der Einführung des RSA änderte sich v.a. die Sichtweise bzgl. der Solidargemeinschaft. Alle Versicherten in der GKV bildeten nun eine

Gemeinschaft. Der Risikoausgleich sollte nun auch innerhalb dieser gesamten Gesellschaft, über alle gesetzlichen Krankenkassen und Krankassenarten hinweg, durchgeführt werden. Dies hatte auch Auswirkungen auf die Finanzplanung der Krankenkassen. Sie mussten nun auch den Zustand und die Belange der gesamten GKV bei der Erstellung des Haushaltsplanes in Betracht ziehen. Dabei konnte nun der Fokus nicht mehr nur ausschließlich auf die eigenen Einnahmen und Ausgaben gerichtet werden.

Jedoch blieben im Zuge dieser Reform die grundsätzliche Funktion der Haushaltsplanung und der Beitragssatzgestaltung erhalten.

Mit dem Gesundheitsfonds ab dem Jahre 2009 werden aber erneut Veränderungen auf die Krankenkassen zukommen. Die Berücksichtigung der GKV-Versicherten als eine einheitliche Solidargemeinschaft bleibt bestehen, sowie auch große Bestandteile der Haushalts- und Finanzplanung. Doch die finanzielle Autonomie geht durch die Festsetzung des allgemeinen Beitragssatzes und die Zuweisung der Mittel durch den Gesundheitsfonds verloren. Die Krankenkassen können nun nicht mehr Beiträge erheben, mit Ausnahme des Zusatzbeitrages, um ihre Ausgaben zu decken, sondern sie müssen mit den Mitteln wirtschaften, die durch den Fonds für sie vorgesehen sind. Finanzierung bedeutet nun nicht mehr die Beschaffung von hinreichenden Einnahmen, die für die Erstellung und Bereitstellung von Leistungen aufgebracht werden müssen. Es findet hier somit der Wandel von der „ausgabeorientierten Einnahmepolitik" zur „einnahmeorientierten Ausgabepolitik" statt. Die Haushaltsgrundsätze „Wirtschaftlichkeit und Sparsamkeit" gewinnen immer mehr an Bedeutung. Die Krankenkassen haben nun wenig Spielraum im Bereich der Einnahmen, jedoch gewährt der Gesetzgeber im Rahmen des Wettbewerbsstärkungsgesetz (GKV-WSG) auf der Ausgabenseite, den Haushaltsplan ausgeglichen darzustellen (durch bspw. Hausarztmodelle, Integrierte Versorgung usw.).

VI Literaturverzeichnis

Begründung zum Entwurf eines Gesetzes zur Reform des Risikostrukturausgleichs in der gesetzlichen Krankenversicherung, Bundesversicherungsamt; Bundesanzeiger Verlagsgesellschaft; Köln 2006

Farny, D.; Versicherungsbetriebslehre; Verlag Versicherungswirtschaft; Köln; 2000

Fischer, A/ Steffens, J.; Das Haushaltsrecht der Krankenkassen – Text und Kommentar; Asgard Verlag; St. Augustin; 1998

Göpffarth, Dirk; Der RSA auf dem Weg zur direkten Morbiditätsorientierung; Bonn; WidO; 2007

Jacobs K./ Reschke P./ Cassel D./ Wasem J. ; Zur Wirkung des RSA in der GKV ; Nomos; Baden-Baden; 2002

Moeck, M; Der Einfluss des Gesundheitsstrukturgesetzes auf die Krankenversicherung; Pro Universitate; Köln; 1995

Otto, K.-J.; Finanzierung der Krankenversicherung – Skript zur Vorlesung; Königslutter; 2008

Rensch, S.; Risikoselektion im Mitgliederwettbewerb der gesetzlichen Krankenversicherung; Lang Verlag; Frankfurt 2004

Schierenbeck, H; Grundzüge der Betriebswirtschaftslehre; Oldenbourg Verlag; München, Wien; 2000

Schneider, W.; Der Risikostrukturausgleich in der gesetzlichen Krankenversicherung; Erich Schmidt Verlag; Berlin; 1994

Sozialgesetzbuch (SGB); in der Fassung 2008

Sozialgesetzbuch; in der Fassung des GKV-WSG

Verordnung über den Zahlungsverkehr, die Buchführung und die Rechnungslegung in der Sozialversicherung (SVRV)

VdAK / AEV; Risikostrukturausgleich – Zahlen, Fakten, Hintergründe 2003/2004, Siegburg; 2005

Verordnung über das Haushaltswesen in der Sozialversicherung (SVHV)

Wasem, J.; Die Weiterentwicklung des RSA ab dem Jahre 2009; Essen; WidO; 2007

Wassener, D.; Das Gesundheitsstrukturgesetz 1993 und die Organisationsreform der gesetzlichen Krankenversicherung; Lang; Augsburg; 1994

Weber, S.; Die Organisation der Krankenversicherung - Gestaltungsmöglichkeiten des Bundesgesetzgebers; Erich Schmidt Verlag; München; 1995

Internetangaben

http://www.aok-bv.de; Stand: 05. Mai 2008

http://www.aok.de; Stand: 05. Mai 2008

http://www.bpb.de; Stand: 05. Mai 2008

http://www.bva.de; Stand: 05. Mai 2008

http://www.destatis.de; Stand: 05. Mai 2008

http://www.die-gesundheitsreform.de; Stand: 05. Mai 2008

http://www.vdak.de; Stand: 05. Mai 2008